Dieta Sirt

Il miglior libro di cucina con ricette dietetiche sirt per perdere peso e bruciare grassi e attivare il metabolismo

(Ricette facili e deliziose per bruciare i grassi)

Giandomenico Annunziata

Tabella Dei Contenuti

Introduzione

Ho voluto approfondire il tema della dieta sirt perché rispetto a tante diete che vanno e vengono secondo la moda del momento, credo fermamente che questo tipo di dieta sia rivoluzionaria sin dal suo inizio.

Solitamente al concetto di dieta viene associato quello di privazione, molti di noi anche quando sono mossi da buoni propositi cedono alle tentazioni e iniziano a sgarrare, con la conseguenza che difficilmente così si otterranno i benefici. Dico questo per agganciarmi al concetto di rivoluzione, questa è l'unica dieta che tolti i primi tre giorni dove si mangia poco non vi da restrizioni, nel corso del libro vedremo meglio come tutto questo è possibile.

Non è un piano alimentare magico ma piuttosto reale in quanto risveglia il gene della magrezza che ognuno di noi ha dentro di noi, basti pensare che questo gene ci dà gli stessi risultati che si ottengono in un periodo di digiuno.

La dieta sirt è una dieta moderna, flessibile e concedetemi anche un po' alla moda, in effetti se seguite un po' di gossip molti personaggi famosi l'hanno adottata come stile di vita, e devo dire che gli effetti su di loro sono ben visibili, quindi perché non provare?

Come spesso mi sentirete ripetere in tutto il libro, ci tengo che prima di iniziare questo percorso consultiate il vostro medico di fiducia in quanto non siamo tutti uguali e nel caso in cui soffriamo di determinate patologie è meglio informarsi prima per avere un parere medico.

Conosceremo da vicino tutti i perché della dieta sirt, ma non solo verso la fine del libro troverete un piano di dieta strutturato su quattro settimane completamente personalizzabile a vostro piacimento, basta che vi ricordiate di introdurre quotidianamente nella vostra alimentazione i cibi sirt attivatori della sirtuina!

Ma le sorprese non finiscono qui in quanto ho selezionato ben 40 ricette da utilizzare come spunto, inoltre potrete crearne delle vostre alla fine del libro.

Chapter 1: La Tua Lista Della Spesa

Ora che hai capito in cosa consistono la fase 2 e 2 della dieta, è giunto il momento di fare un altro passo verso la realizzazione dei tuoi sogni, vale a dire avere il fisico che hai sempre desiderato e migliorare la tua salute fisica e mentale. In questo capitolo, esamineremo i venti alimenti essenziali che costituiscono il nucleo della dieta sirtfood, capiremo ciò che rende questi alimenti così importanti e quanto ci si deve aspettare di spendere per acquistarli. Noterai nelle prossime pagine che molti di questi cibi sono delle verdure. Potrai quindi facilmente acquistarli nel reparto ortofrutta del tuo negozio di fiducia. Ove possibile, è importante acquistare questi alimenti al naturale anziché in una forma trasformata. Tuttavia, alcuni di questi alimenti dovranno essere elaborati, quindi cercheremo i migliori marchi la cui composizione ti consentirà di ottenere i migliori risultati possibili.

Quelli elencati in questa sezione non rappresentano un elenco esaustivo di alimenti che hanno il potere di attivare i geni sirtuine. Ce ne sono molti altri, tutti con livelli elevati di polifenoli e in grado di contribuire alla perdita di peso e al ringiovanimento cellulare. Si tratta perlopiù di frutti, verdure e cereali integrali. Quelli che prenderemo in esame a breve sono gli alimenti sirt che la ricerca ha dimostrato essere i più importanti. È ad essi che farai riferimento per preparare i pasti durante la fase 2 , la fase 2 e oltre. Ne esamineremo anche i prezzi, i loro benefici per la salute e i marchi raccomandati nel caso in cui tu abbia difficoltà a reperirli in forma naturale.

Le bacche, pur avendo un contenuto significativo di polifenoli, sono una famiglia di alimenti che non rientrano tra i primi venti cibi sirt. Le fragole fanno parte dei primi 35 cibi sirt e contengono enormi quantità di fisetina, un importante polifenolo che ha proprietà antiossidanti e anti cancerogene. Mentre le fragole sono alimenti sirt di base, altre bacche contengono concentrazioni variabili di altri polifenoli e possono essere assunte come parte della dieta sirtfood. Le more, il ribes nero, i mirtilli e i lamponi non sono alimenti essenziali, ma possono aiutarti in modo significativo lungo il viaggio verso la perdita di peso e una maggiore salute fisica e mentale.

Le noci sono un altro gruppo di alimenti centrale quando si tratta di contenuto di importanti polifenoli. Per via dell'alta concentrazione di acido gallico, le noci sono da considerarsi alimenti di base nella dieta sirtfood. Anche le castagne, le noci pecan, i pistacchi e gli arachidi contengono importanti componenti biochimici utili per la perdita di grasso e per ridurre il rischio di malattie croniche. Bisogna prestare molto attenzione nel consumare le noci, poiché si può essere allergici. Le allergie agli arachidi sono particolarmente comuni negli Stati Uniti.

I cereali integrali sono alimenti importanti che possono avere grandi effetti positivi sulla salute, aiutando le persone a perdere depositi di grasso e prevenire lo sviluppo di malattie croniche. I cereali integrali hanno un alto contenuto di attivatori di sirtuine; tuttavia, una volta che durante il processo di raffinazione i chicchi vengono trasformati e diventano bianchi, la maggior parte dei nutrienti essenziali viene rimossa. Pertanto, tutto quello che il grano trasformato dà è carboidrato puro, di cui non bisogna assumerne troppo se si sta cercando di perdere peso. Se ti focalizza sui cereali integrali come grano e riso non trasformati, è probabile che tu abbia parecchi benefici rispetto a quelli che avresti optando per le versioni trasformate di questi alimenti. La buona notizia è che se stai cercando di evitare il glutine, esistono vari tipi di cereali integrali che ne sono privi e che puoi tranquillamente trovare nei negozi sotto casa. In tema di alimenti senza glutine, i popcorn possono rappresentare uno spuntino sano, un ottimo modo per saziarti e al tempo stesso non introdurre carboidrati malsani.

Ora, entriamo nel vivo della tua lista della spesa. Ecco i primi venti cibi sirt che dovresti acquistare quando ti appresti a iniziare la tua dieta sirtfood:

Cioccolato fondente: Cominciamo con qualcosa di divertente, vero? Il cioccolato è sempre stato amato da tutti, adulti e bambini di ogni parte del mondo. Anche se ne esistono tantissimi tipi, il cioccolato viene solitamente classificato in base alla percentuale dei suoi vari componenti. Le barrette di cioccolato al latte sono abbastanza popolari negli Stati Uniti e in altre parti del mondo, ma come abbiamo già detto in questo libro, l'obiettivo è mantenere il consumo di latte il più basso possibile, poiché esso tende a interferire con l'attivazione dei geni sirtuine. Il miglior tipo di cioccolato per questa dieta è il fondente. Questa varietà di cioccolato dovrebbe contenere almeno l'86 % di cacao, mentre il restante 2 6 % sarà un mix di altri componenti. L'altissimo contenuto di cacao del cioccolato fondente lo rende una ricca fonte di polifenoli epicatechina, utili ad abbassare la pressione sanguigna e a rimuovere qualsiasi ostruzione di grasso presente nel sistema vascolare.

Come abbiamo visto in precedenza, una delle principali cause di alta pressione sanguigna è la presenza di numerosi depositi di grasso nei principali vasi sanguigni del corpo, un fatto, questo, che rende necessario per il cuore pompare sangue ad alta pressione se vuole riceverne in quantità sufficiente. Aiutando a liberare i depositi di grasso nei vasi sanguigni, il consumo di epicatechina presente nel cacao aiuta nel lungo termine a migliorare la salute cardiaca e la funzione vascolare. È stato anche dimostrato che l'epicatechina migliora notevolmente la funzione cognitiva. Il polifenolo ha la capacità di contribuire ad aumentare il tasso di divisione cellulare e rallentare il danno cellulare nel cervello, contribuendo così a migliorare le capacità cognitive di un individuo, comprese le funzioni di elaborazione della memoria e delle informazioni. È stato anche dimostrato che il cacao aiuta a proteggere la pelle dai dannosi raggi ultravioletti.

In fase di acquisto, è estremamente importante assicurarsi che il cioccolato fondente abbia subito un processo di alcalinizzazione chiamato "olandese". Questo processo viene utilizzato principalmente per preservare il cioccolato, ma influisce sulla concentrazione dei polifenoli di cui abbiamo bisogno. Il cioccolato fondente ha un basso contenuto di zucchero, il che significa che ti permette di gustare il suo inimitabile gusto senza inondare il corpo di zucchero raffinato. Il cioccolato fondente contiene anche pochi additivi e conservanti che possono influenzare gli effetti positivi dei polifenoli contenuti al suo interno. Includere regolarmente il cioccolato fondente nella propria dieta può aiutare a frenare la fame di zucchero e aumentare i livelli di endorfine e serotonina nel cervello, contribuendo così a migliorare notevolmente l'umore, eliminare l'irritabilità e l'affaticamento e aiutarti a rimanere concentrato e motivato per più lunghi periodi di tempo.

Le marche di cioccolato fondente consigliate, da acquistare online o in un negozio vicino casa tua, sono Endangered Species, Alter Eco, Taza e Lindt. A seconda del marchio scelto e del posto in cui si acquista, si potrà pagare una cifra compresa tra i 2 6 e i 40 euro.

Vino rosso: chi ha sentito parlare della dieta sirtfood sa che l'inclusione del vino rosso è una delle cose più piacevoli di tale regime alimetare. Il vino rosso contiene una quantità considerevolmente elevata di antiossidanti e agenti antinfiammatori. Esso contiene inoltre alte concentrazioni di resveratrolo, uno dei primi polifenoli scoperti. Il resveratrolo ha anche dimostrato di promuovere un buon invecchiamento e prevenire vari tipi di tumori. L'alto contenuto di resveratrolo consente inoltre di prevenire la formazione di coaguli di sangue all'interno dei vasi sanguigni. Con l'invecchiamento, a causa della mancanza di agenti fluidificanti necessari nel sangue e di una dieta non sana o ancora di una predisposizione genetica, all'interno del sistema vascolare di alcuni individui possono formarsi dei coaguli di sangue. Se questi coaguli di sangue bloccano il flusso sanguigno verso un organo critico come il cervello, la persona potrebbe morire improvvisamente e in maniera dolorosa. Un bicchiere di vino rosso al giorno, possibilmente con l'ultimo pasto della giornata, può essere un'ottima aggiunta alla tua dieta.

Le marche di vino rosso consigliate includono Cabernet Sauvignon Red Oak e Cabernet Franzia. Puoi acquistarle in negozio a meno di 35 euro.

Cipolle rosse: sebbene sia molto conosciuta la loro azione aromatizzante, poco si conosce sulle incredibili proprietà delle cipolle rosse in tema di potenziamento del sistema immunitario. Le cipolle rosse hanno alte concentrazioni di polifenolo quercetina, antiossidanti e vitamina C, il che le rende una sorta di centrale elettrica in grado di prevenire un'ampia varietà di malattie, dai tumori a quelle cardiache. Gli antiossidanti presenti nelle cipolle rosse sono importanti per aiutare a invertire gli effetti dei radicali liberi, che possono portare al danneggiamento e all'invecchiamento delle cellule. Le cipolle rosse possono anche svolgere un ruolo importante nell'accelerare la guarigione delle ferite interne ed esterne, come le ulcere. Le cipolle rosse hanno generalmente una bassa quantità di calorie, e per questo rappresentano una preziosa aggiunta alla dieta sirtfood. Puoi acquistare cipolle rosse fresche dal tuo negozio di prodotti locali a meno di 4 euro al chilogrammo.

Tè verde: il tè è una delle bevande più popolari al mondo. Nelle antiche civiltà asiatiche, il tè era considerato una bevanda particolarmente importante in ragione delle sue riconosciute proprietà curative e calmanti. Il tè verde contiene uno specifico composto polifenolico noto come epicatechina che svolge un ruolo molto importante nella perdita di peso. Se ricordi la descrizione del processo per produrre il succo sirt, ricorderai che il matcha (una forma di tè verde) va incluso nel succo per via delle sue elevate capacità di bruciare i grassi. Il tè verde contiene una elevata concentrazione di antiossidanti che svolgono un ruolo essenziale nell'aiutare a prevenire i danni causati dai radicali liberi alle cellule. È stato anche dimostrato che il tè verde aumenta i tassi metabolici, migliorando così il processo digestivo e l'assorbimento del cibo nel corpo. Gli alti tassi metabolici sono utili al mantenimento di elevati livelli energetici nel corso della giornata.

Il tè verde svolge inoltre un ruolo centrale nel prevenire e mitigare le infiammazioni nel corpo. Il contenuto di polifenoli del tè verde consente inoltre a questa fantastica bevanda di svolgere un ruolo chiave nella prevenzione di disturbi cardiaci e cerebrali. Aiutando a bruciare rapidamente i depositi di grasso all'interno del corpo, il tè verde può aiutare a prevenire nel lungo periodo le malattie cardiache. Il tè verde è infine importante nella promozione, a lungo termine, della salute del cervello e nel rafforzamento, a breve termine, delle funzioni cognitive, ciò in ragione dell'effetto riparatorio che ha sulle cellule cerebrali.

Le marche di tè verde consigliate includono Celestial Seasonings e Great Value. Negli Stai Uniti, la maggior parte delle confezioni di tè verde può essere acquistata tra i 2 0 e i 2 6 dollari.

Caffè: ecco un'altra popolare bevanda americana. Il caffè è cresciuto fino a diventare indispensabile nella vita di miliardi di persone in tutto il mondo, da professionisti del mondo aziendale a imprenditori e accademici. Il caffè è rinomato per le sue capacità stimolanti e rilassanti e di solito viene consumato al mattino e nel primo pomeriggio. Seguire la dieta sirtfood significa bere caffè nero Il caffè nero ti consentirà di sperimentare il sapore distintivo del caffè in tutta la sua gloria e regalerà al tuo corpo sorprendenti benefici per la salute.

oltre ad essere una delle più potenti verdure verdi presenti nella dieta sirtfood, la rucola è, tra i venti alimenti che compongono questa dieta, uno dei più nutrienti. Essa ha dimostrato di essere d'aiuto nella perdita di peso grazie alla presenza in essa dei polifenoli essenziali quercetina e kaempferolo. La rucola è ricca di una varietà di nutrienti essenziali che vanno dal calcio, che aiuta a rafforzare ossa e denti, al potassio, che aiuta la coordinazione nervosa e la funzione cerebrale, al folato, importantissimo per lo sviluppo del feto, alla vitamina C, che rinforza il sistema immunitario, alla vitamina K, che aiuta la coagulazione del sangue per prevenire l'emorragia in caso di lesioni.

Gli importanti polifenoli presenti nella rucola svolgono un ruolo molto importante nel ringiovanimento e nella riparazione delle cellule cerebrali danneggiate. Ciò aiuta a prevenire il rapido declino cognitivo del cervello delle persone anziane. La rucola incrementa anche la forza ossea, aiuta a rimuovere le tossine dannose dal corpo ed è stato scoperto che ha importanti effetti anti-infiammatori. Poiché è una verdura verde, è meglio acquistarla fresca e non confezionata. Puoi acquistare un chilo di rucola presso il reparto ortofrutta del tuo supermercato a poco meno di 2 6 euro al chilo.

Grano saraceno: il grano saraceno, ricco del polifenolo Rutina, è un importante ingrediente di origine asiatica. Abbassando significativamente i livelli di colesterolo nel corpo, il grano saraceno contribuisce nel lungo periodo a ridurre il rischio di malattie cardiache. Il grano saraceno svolge anche un ruolo importante nell'abbassare il livello di zucchero nel sangue, favorendo, a cascata, una riduzione dei livelli di insulina e del rischio di diabete di tipo 2, e agevolando il processo di perdita di grasso. Il grano saraceno è particolarmente ricco di fibre alimentari in grado di aiutare la digestione e prevenire costipazione e flatulenza. Il grano saraceno è ricco di proteine e contribuisce a prevenire e rallentare l'insorgere del cancro.

I marchi di grano saraceno consigliati includono i chicchi di grano saraceno biologico Arrowhead Mills e i chicchi di grano saraceno biologico di Bob Red. A seconda della città in cui vivi, puoi acquistare una confezione di grano saraceno a una cifra che varia dai 2 0 ai

Capperi: un cappero è un bocciolo di fiore ottenuto da un arbusto molto specifico che si dice provenga dall'Europa meridionale. I capperi contengono gli importanti polifenoli Rutina e Quercetina, che aiutano sia il ringiovanimento cellulare sia la prevenzione delle infiammazioni interne. Grazie all'elevata percentuale di antiossidanti, i capperi i capperi sono in grado di contrastare i radicali liberi che attaccano gli organi. L'origine dei radicali liberi è da ricercarsi in alcuni dannosi alimenti convenzionali di cui ci nutriamo in grado di accelerare il processo di invecchiamento, l'insorgere di malattie croniche e la lacerazione di tessuti e organi. Gli antiossidanti presenti nei capperi sono d'aiuto nello spazzare via questi radicali liberi. I capperi favoriscono anche la circolazione regolare del sangue. Quando i vasi sanguigni risultanoo bloccati da depositi di grasso, il cuore dovrebbe pompare il sangue a una pressione più elevata, una situazione che può portare a ipertensione. In alcune situazioni, l'afflusso di sangue alle estremità può essere interrotto. Mangiare capperi e altre verdure sirt può aiutare a ripulire il sistema vascolare e prevenire problemi di circolazione sanguigna. I capperi sono anche ricchi di macronutrienti essenziali come il calcio, che favorisce il mantenimento di ossa e denti sani, il ferro, che promuove la ritenzione di ossigeno nel sangue, il rame, che funge da catalizzatore per molti dei processi biochimici naturali, e il sodio, fondamentale per il corretto funzionamento del sistema nervoso.

È stato anche scoperto che i capperi, grazie al loro elevato contenuto di fibre, aiutano a lenire le problematiche legate all'indigestione e alla costipazione. Il consumo regolare di capperi può anche aiutare a prevenire reumatismi, diabete, bassi livelli di zucchero nel sangue e problemi della pelle.

Sarebbe ottimo se riuscissi ad acquistare capperi freschi presso il tuo negozio di fiducia. Tuttavia, se non ci riesci, puoi contare su marchi affidabili come Paesana Non-Pareil e San Antonio Non-Pareil. Per un chilogrammo, spenderai poco meno di 35 a 26 euro.

Sedano: il sedano è una verdura che occupa ormai un posto di primo piano nella maggior parte delle diete americane; pertanto, non ha bisogno di molte presentazioni. Se consumato insieme alle sue foglie, il sedano è piuttosto ricco di vitamine e minerali essenziali. Oltre ad attivare i geni sirtuine e, per estensione, contribuire alla perdita di peso e a un benessere generale, il sedano fornisce al tuo corpo vitamina K, che aiuta la coagulazione in seguito a ferite, potassio, che aiuta il coordinamento nervoso, vitamina A, che migliora la vista, e folato, che stimola la crescita del feto nell'utero.

Sono anche state dimostrate le proprietà antiossidanti e antinfiammatorie del sedano, nonché il suo ruolo importante nella digestione. Si consiglia di acquistare questa verdura nel reparto ortofrutta del tuo supermercato. Il sedano può essere acquistato a meno di 4 euro al chilogrammo.

I peperoncini sono un altro dei preferiti degli americani. Ci sono diversi fast food in tutto il paese che vendono migliaia di piatti al peperoncino. Tuttavia, ti consigliamo di cucinare a casa i tuoi pasti a base di peperoncino. I peperoncini hanno la capacità di prevenire e gestire infiammazioni e aiutano ad alleviare i dolori. Aiutando il corpo a liberarsi dagli inutili depositi di grasso, i peperoncini rossi contribuiscono a migliorare la salute cardiaca e a ridurre le probabilità di contrarre una malattia cardiovascolare. È stato anche dimostrato che i peperoncini aiutano a eliminare la congestione, migliorare il sistema immunitario e, naturalmente, bruciare i grassi.

Si consiglia di acquistare peperoncino fresco in negozio. I prezzi di solito variano tra 2 e 4 euro per chilogrammo.

Olio extravergine di oliva: questo alimento è uno dei componenti fondamentali della dieta mediterranea, in grado di favorire la salute e la forma fisica di chi segue questo tipo di dieta. L'olio extra vergine di oliva ha una magnifica capacità di bruciare i grassi, contribuendo in tal modo a ridurre il rischio di malattie cardiache e a farti ottenere il fisico dei tuoi sogni. L'olio extra vergine di oliva svolge un ruolo importante nel contribuire a migliorare la circolazione sanguigna e a rimuovere i detriti vascolari, riducendo così le probabilità di ictus. Un ictus si verifica quando il flusso di sangue al cervello viene interrotto. Grazie alle sue straordinarie capacità di bruciare i grassi, l'olio extra vergine di oliva aiuta anche a ridurre il rischio di diabete di tipo 2.

L'olio extra vergine di oliva è utile anche contro gli agenti cancerogeni e le sue capacità di ringiovanimento cellulare lo rendono centrale nella prevenzione del declino cognitivo e nel potenziamento della memoria.

I marchi di olio extra vergine di oliva consigliati includono l'olio extra vergine di oliva Great Value 2 006 e l'olio extravergine di oliva Pompeian Smooth. Entrambi possono essere acquistati tra i 6 e i 2 0 euro a bottiglia.

l'aglio fa parte della famiglia composta da porri, scalogni e cipolle. La sua alta concentrazione di vitamine e minerali essenziali è di grande aiuto per il corretto funzionamento del corpo umano. Essendo ricco di vitamina C, l'aglio favorisce il sistema immunitario e promuove la guarigione di ferite. Le fibre in esso presente sono invece d'aiuto nella digestione e nella costipazione. Grazie alla sua capacità di bruciare efficacemente i depositi di grasso senza influire sulla massa muscolare, l'aglio è un potente alleato non solo per chi vuole perdere peso ma anche per chi è dedito al body building. Grazie alla sua capacità di rimuovere il colesterolo dannoso dal corpo, l'aglio è rinomato per il suo ruolo nel diminuire il rischio di malattie cardiache. L'aglio aiuta inoltre a ridurre il tasso di morte cellulare e promuove il ringiovanimento e la riparazione delle cellule danneggiate, contribuendo così a rallentare il processo di invecchiamento.

È meglio acquistare aglio fresco biologico direttamente in negozio. I prezzi dell'aglio fresco dovrebbero aggirarsi intorno agli 8 euro per chilo. Tuttavia, puoi anche acquistare una latta da 4 125 a 30 g di aglio tritato per circa 4 euro.

il cavolo è indicato come un superfood dalla maggior parte dei nutrizionisti new age, ed è davvero una delle verdure più "ricche" a nostra disposizione. Il cavolo ha un'alta concentrazione di polifenoli Quercetina e Kaempferolo, la cui funzione è di bruciare i grassi e sostenere il sistema immunitario. Le proprietà di potenziamento dell'immunità del cavolo sono ulteriormente accentuate dalla presenza di vitamina C, che aiuta anche ad accelerare la guarigione delle ferite e la presenza di antiossidanti che svolgono ruoli vitali nel contrastare gli effetti nocivi dei radicali liberi. L'alto contenuto di vitamina K favorisce la coagulazione del sangue e la sua capacità di rimuovere il colesterolo dal corpo aiuta anche a ridurre le probabilità di malattie cardiache. È stato anche scoperto che il cavolo contiene livelli significativi di vitamina A, vitamina B6, manganese, calcio, rame, potassio e magnesio.

La presenza della luteina e della zeaxantina aiuta, insieme alla significativa presenza di vitamina A e beta carotene, a migliorare notevolmente la vista e prevenire disturbi a lungo termine. Come tutte le verdure a foglia, è consigliabile acquistarlo cavolo fresco presso il tuo negozio di fiducia. A circa 2 euro al chilo, il cavolo ti regalerà una pozione magica di salute.

Datteri medjoul: i datteri medjoul sono più dolci, più grandi e più scuri dei datteri normali a cui probabilmente sei abituato. I datteri medjoul non sono solo ottimi da gustare: essi hanno infatti un'alta concentrazione di fibre, il che facilita la digestione e previene la costipazione. I datteri medjoul prevengono anche le malattie cardiache lavorando sulla rimozione dei grassi. Inoltre, questi datteri contengono un'alta concentrazione di antiossidanti che ritardano l'attività dei radicali liberi. I datteri medjoul contengono elevate concentrazioni di calcio, fosforo e magnesio, il che li rende fondamentali nella costruzione e nel mantenimento di ossa e denti sani. Grazie al loro elevato contenuto di carboidrati, rappresentano anche delle ottime fonti di energia. I datteri medjoul hanno un ruolo importante nella salute mentale e nella prevenzione del declino cognitivo: essi stimolano infatti il rinvigorimento delle cellule cerebrali esistenti e ripristinano quelle danneggiate.

il prezzemolo è una verdura verde molto consumata nell'area mediterranea - una delle più sane del mondo grazie alle caratteristiche speciali della dieta lì prevalente. Il prezzemolo contiene una dose salutare di antiossidanti e composti biochimici anticarcinogeni, che combattono gli effetti ossidativi dei radicali liberi e gli effetti degli agenti cancerogeni. Il prezzemolo contiene anche molta luteina, beta carotene e zeaxantina, il che rende questo alimento base estremamente utile per prevenire disturbi agli occhi col passare del tempo. La capacità del prezzemolo di aiutare a bruciare i grassi lo rende di grande importanza per la salute cardiaca e le sue proprietà antibatteriche lo rendono cruciale nell'aiutare il corpo a combattere le infezioni. Puoi facilmente acquistare un chilo di prezzemolo presso il tuo negozio di alimentari a meno di 6 euro.

Indivia rossa: questa verdura contiene Kaempferolo, un polifenolo che favorisce la combustione dei grassi e migliora le capacità cognitive. L'indivia rossa è anti-cancerogena, favorisce la salute cardiaca, migliora la vista e promuove uno sviluppo ottimale del feto per via delle sue alte concentrazioni di folati. L'indivia rossa può essere acquistata presso il tuo negozio di alimentari a circa 6 euro al chilo.

la soia è uno dei legumi a più elevato contenuto proteico. L'enorme quantità di proteine vegetali pure nei semi di soia li rende fondamentali per costruire la massa muscolare e promuovere il ripristino e il ringiovanimento delle cellule. I semi di soia contengono bassi livelli di grassi e colesterolo e svolgono un ruolo importante nella riduzione dell'accumulo di depositi di grasso, aumentando così la salute cardiaca. I semi di soia sono anche ricchi di vitamina K, acido folico, manganese di rame e fosforo. È stato trovato che i semi di soia possiedono importanti proprietà anti-cancerogene e composti biochimici in grado di alleviare i sintomi della menopausa. I semi di soia si possono acquistare in qualsiasi supermercato ben fornito a circa 4 0€ al chilo.

dai il benvenuto a quello che per molti è la vera attrazione dei cibi sirt - anche se per alcuni la scelta cada sul cioccolato fondente. Le fragole sono dolci, succose e contengono enormi quantità di vitamina C. Ciò le rende importanti per il sistema immunitario e per la rapida guarigione delle ferite interne ed esterne. Il loro elevato contenuto di antiossidanti, inoltre, rallenta i processi di invecchiamento. A causa del loro potere brucia grassi, le fragole possono promuovere nel lungo periodo il benessere cardiaco e controllare i livelli di zucchero nel sangue. Puoi acquistare un chilo di fragole in negozio per poco meno di 4 euro.

la curcuma è una delle spezie più rispettate al mondo e per una buona ragione. Essendo un agente antinfiammatorio naturale, essa possiede antiossidanti naturali in grado di ridurre il rischio di malattie cerebrali. La curcuma è anche in grado di ridurre il rischio di malattie cardiache e il cancro. Gli agenti antidolorifici naturali nella curcuma la rendono importante nella mitigazione dell'artrite e, più in generale, dei dolori muscolari. I polifenoli naturali della curcuma hanno anche un generale effetto calmante sulla mente, aiutando a scongiurare i sintomi della depressione. Puoi acquistare un chilo di curcuma macinata presso il tuo negozio di fiducia a circa 24 euro.

ecco infine l'ultimo cibo sirt di base. Le noci sono generalmente considerate alimenti che aiutano una persona a perdere peso e a ridurre il rischio di malattie croniche. Le noci possiedono inoltre potenti antiossidanti utili nel contrasto dei radicali liberi e nella riduzione del rischio di sviluppare diabete di tipo 2, malattie cardiache e cancro.

Siamo così giunti alla fine del capitolo sulla lista della spesa per la fase 2 e 2. In questo capitolo ci siamo occupati dei significati per la salute dei venti alimenti di base e del motivo per cui questi alimenti sono stati raccomandati per essere inclusi nella tua dieta. Tuttavia, come accennato in precedenza, ci sono tantissimi altri alimenti che potrebbero entrare a far parte della dieta. Nei capitoli seguenti, mentre prenderemo in esame le ricette specifiche per colazione,

pranzo e cena, noterai quali siano questi
altri alimenti.

Perché iniziare una dieta?

Iniziare una dieta non è mai facile, una persona può intraprendere questo percorso per diverse motivazioni, dalla perdita di qualche chilo per raggiungere un obiettivo oppure per dare una svolta alla propria vita.

Io ho intrapreso questa strada per la seconda motivazione. Anche se vuoi perdere solo qualche kg in vista di un evento particolare oppure semplicemente per stare meglio con te stessa/o, questa dieta è quella che fa al caso tuo.

Bisogna però specificare che sarà molto più duro perdere molti kg per rimettersi in forma rispetto a stringere un po' la cinghia per perdere 2 -2 kg per entrare in un vestito che ormai ci andava stretto. È necessario infatti nel primo caso cambiare drasticamente le proprie abitudini.

Se si è in uno stato di obesità è necessario e fondamentale dimagrire, questo non solo per un aspetto estetico ma anche e soprattutto per la propria salute. Secondo alcuni studi le persone che sviluppano segni di obesità hanno una vita media più breve rispetto alla media di 2-4 anni. Per molti anni i mass media, come le radio e le televisioni ci hanno fatto vedere panini succulenti prodotti da famose catene di fast food, snack al cioccolato che non facevano altro che peggiorare la nostra salute e hanno sviluppato nel nostro inconscio la voglia, quasi incontrollabile, di provarli tutti.

Tutto questo deve essere evitato. Si deve cambiare mentalità, si deve abbandonare l'idea del cibo buono ma che necessariamente deve far male alla nostra salute. In questo libro vedremo infatti come mangiare in modo salutare ma senza rinunciare al gusto. Devi abbandonare l'idea che in dieta si mangiano solo insalatine e piatti molto tristi. Nei capitoli successivi vedrai infatti anche una serie di ricette che ho raccolto e che ti spiego come preparare. Le ho provato tutte e ti posso assicurare che sono buonissime, proprio per questo le voglio condividere con te. Ho un forte bisogno che tu capisca che tutto questo è necessario e fondamentale per il tuo benessere fisico ma anche e soprattutto per la tua salute.

Tutto parte dalla mente, se non sei pronta/o mentalmente a fare la differenza, ad iniziare nessun percorso neanche un miracolo potrà salvarti. Per fortuna non abbiamo bisogno di nessun miracolo per cambiare, ma farlo è molto più semplice. Quello che ti chiedo prima di iniziare questo percorso è essere realmente convinta/o in quel che stai facendo. Pian piano, giorno per giorno, ti prometto che se seguirai i miei consigli vedrai dei risultati davvero incredibili.

Come dicevo in precedenza, per ottenere dei risultati è consigliabile cambiare le proprie abitudini. Sarebbe davvero inutile mangiare in modo sano e allo stesso tempo continuare a poltrire per ore sul divano della propria abitazione oppure vedere continuamente serie tv. Devi approcciarti alla vita in modo diverso, questo è un libro che parla anche di cambiamento. Il cambiamento non è solo esteriore e fisico ma è anche interiore, voglio metterti in condizione di riscoprire te stessa/o, di dare davvero una svolta alla tua vita, di vivere finalmente in modo completamente diverso. Vorrei che iniziassi anche a fare sport, so che magari in questo momento non hai minimamente intenzione di farlo, ti capisco, anche io mi trovavo in quella situazione psicologica. Proprio per queste ragioni in un capitolo ho raccolto degli esercizi che puoi fare anche da casa tua che abbinati alla dieta ti potrebbero dare dei risultati davvero grandiosi.

La motivazione principale che dovrebbe spingerti ad iniziare una dieta è prenderti cura di te stessa/o. Solo quando starai davvero bene con te e dentro di te potrai raggiungere qualsiasi obiettivo, potrai fare finalmente tutto quello che hai sempre sognato.

Quando non stiamo bene con il nostro fisico infatti percepiamo tutte quelle sensazioni negative che rendono spiacevole qualsiasi esperienza di vita che viviamo. Ci sembra che tutto vada nel verso sbagliato, questo dipende anche dalla nostra alimentazione. Mangiare in modo scorretto infatti non solo ci peggiora dal lato estetico ma non permette al nostro organismo di assorbire quelle sostanze nutritive che danno energia e ci permettono di agire.

Non puoi fermarti semplicemente all'aspetto esteriore. Non puoi intraprendere una dieta solo per perdere momentaneamente qualche kg per poi riprenderlo in un secondo momento. Il tuo obiettivo deve essere quello di creare delle sensazioni positive per il tuo corpo nel lungo periodo, di sviluppare un'ossatura più durevole, di aumentare la tua fertilità, di avere una resistenza muscolare maggiore. In caso contrario i primi acciacchi ti potrebbero davvero distruggere. Stare bene con sé stessi permette anche di ottenere altri benefici psicologici come ad esempio un'autostima maggiore oppure la minore paura di non essere accettati.

Vuoi sapere qual è uno dei più grandi problemi di chi decide di intraprendere un percorso di dieta dopo aver letto un libro?

Una volta chiuso il libro le persone sembra che si siano dimenticate immediatamente tutto, come se abbiano rinchiuso nuovamente tutte le loro speranze dentro una scatola. Adesso è il momento di iniziare. Devi sfruttare tutte le sensazioni positive che ti sono pervenute da questo libro. Non puoi sopprimere tutte le tue energie, finalmente hai l'opportunità di raggiungere grandi risultati.

Se la tua mente ti dice "lo farò in un secondo momento" chiudi gli occhi e respingi con tutte le tue forze quei pensieri, prima incomincerai questo percorso prima potrai notare tutti i vantaggi che derivano da esso.

Chapter 2: Che Cos'è La Dieta Sirt?

Alla Scoperta Di Questo Regime

Alimentare

Sul web sempre più persone cercano queste parole in vari browser: "Sirt Diet", ancora molti non conoscono i dettagli di questa dieta, tuttavia sta facendo molto parlare di sé.

È anche conosciuta come la dieta del gene magro. Viene spesso confuso con un semplice programma di tre settimane che permette di dimagrire in poco tempo ma in realtà non lo è.

Può essere considerata come un vero e proprio protocollo alimentare che punta a migliorare il tuo rapporto con il cibo a lungo termine.

Per capire meglio questa dieta, dobbiamo introdurre uno dei concetti fondamentali: le sirtuine.

Le Sirtuine sono proteine presenti nell'organismo che devono essere stimolate perché si prendono cura del corretto funzionamento del nostro metabolismo.

So che probabilmente non hai mai sentito parlare di queste sirtuine, sono poche le diete che citano queste proteine, in realtà sono davvero di rilevante importanza.

Hanno assunto una rilevanza così importante nel tempo che è stato coniato anche il termine Sirtfood, con questo termine si fa riferimento a tutti i cibi che sono in grado di attivare i geni magri presenti nel corpo umano.

Molti credono che la dieta Sirt sia nata da pochissimo tempo proprio perché

Ci furono due nutrizionisti inglesi che seguirono questi studi e diedero vita ad un vero e proprio protocollo alimentare in grado di includere nell'alimentazione quanti più cibi "attivatori" delle sirtuine possibile. Questi due scienziati erano Aidan Goggins e Glen Matten, considerati da tutti i fondatori della dieta Sirt.

Ma chi sono questi due scienziati?

Glen Matten è un nutrizionista molto famoso, soprattutto nel Regno unito che ha come clienti storici degli atleti della nazionale inglese, alcuni di questi anche olimpionici e personaggi molto celebri. Mentre Aidan Goggins è un nutrizionista ed anche farmacista che ha avuto sempre una forte passione per il mondo dello sport. Anche lui si è specializzato nella branca del nutrizionismo, in questo caso sportivo. Lui come Matten ha molti clienti celebri e sportivi che competono ad altissimi livelli. Nel corso del tempo la loro passione e il loro interesse per l'ambito nutrizionista ha portato loro a stilare una vera e propria lista di Sirtfood, cioè cibi con un alto contenuto di sirtuine, questo programma è stato testato anche da loro inizialmente e da alcuni pazienti in Inghilterra, precisamente a Chelsea. In questo quartiere di Londra era presente un centro fitness con ristorante. In questo ristorante venivano serviti cibi sirt per tutti coloro che si allenavano in palestra.

40 a 46 persone che andavano in palestra decisero di aderire a questo progetto e per 2 0 giorni di fila mangiarono solo ed esclusivamente cibo Sirt. Tracciarono i loro progressi che vennero usati come prove nel corso del tempo. I risultati furono immediatamente evidenti a tutti, questa dieta funzionava.

Lo studio si concentrava non solo sulla perdita di peso che comunque può essere facilmente attribuibile ad uno stile di vita più sano e al minore apporto di calorie assorbite, ma anche e soprattutto sulle reazioni del corpo durante questa dieta. Si focalizzava l'attenzione soprattutto tra gli equilibri tra massa grassa e massa muscolare e il livello di grassi e di zuccheri nel sangue.

Come ben sai molte volte chi inizia una dieta riscontra dei problemi molto importanti quando perde molti kg, infatti il rischio è quello che si crei il cosiddetto "effetto della pelle appesa", quello accade perché il rapporto fra massa muscolare e massa grassa è sproporzionato. Proprio per queste motivazioni ho dedicato in questo libro un intero capitolo per gli esercizi fisici che ritengo essere indispensabili in un percorso di dieta. Ti ricordo che io non sono una dietologa e neanche una nutrizionista e per i consigli sulla salute ti dovresti rivolgere a loro, tuttavia dalla mia esperienza e dai miei numerosi studi posso darti dei consigli pratici che potranno cambiare il tuo modo di approcciarti sia al cibo che alla vita.

Ritornando alla prova di Chelsea, il campione preso in esame era piuttosto variegato e conteneva nella stessa misura uomini e donne, persone obese, sovrappeso e con un BMI nella norma. Immediatamente la prima cosa che è saltata all'occhio è che questa dieta poteva essere seguita da chiunque, sia dalle persone che erano già in forma che da quelle che non riuscivano ad ottenere alcun risultati.

In 8 giorni la maggior parte dei partecipanti hanno perso circa 4 ,2 kg. Un risultato davvero incredibile. Questo accese un bagliore nello sguardo degli studiosi che si accorsero che avevano davanti a loro una dieta che avrebbe potuto cambiare drasticamente la vita di moltissime persone.

La cosa sorprendente però non fu semplicemente questa. I due studiosi si accorsero nelle loro ricerche che i kg che queste persone avevano perso risiedevano in gran parte nella massa grassa e non in quella muscolare a differenza di quanto avviene nella maggior parte delle diete. Dopo questa scoperte sono state sempre di più le celebrità e gli uomini di spettacolo che hanno deciso di intraprendere questa dieta e questo percorso.

Infatti non solo Adele, che ultimamente nel suo profilo Instagram aveva caricato una foto che la mostrava davvero in forma, ha intrapreso questo percorso. Sono state molte le dive e gli atleti che hanno deciso di emulare la famosa cantante. Adele con questa dieta ha perso ben 4 0 kg! Numeri davvero incredibili e la cosa più stupefacente è che sembra che abbia pochissima massa grassa in più, non sembrerebbe una donna che ha perso così tanto peso.

Adele che ha perso moltissimi kg però ha dichiarato che ha sempre rispettato, quasi ossessivamente, questo regime alimentare e inoltre ha praticato sempre sport, infatti faceva esercizi di pilates.

Un'altra celebrità che ha intrapreso questa dieta è Pippa Middelton la sorella minore di Kate Middeton, la moglie del principe William. Solo qualche anno fa fece molto parlare di sé per il suo bellissimo fisico, le persone che la videro per la prima volta rimasero sorpresi della bellezza di questa donna. Lei d'altronde ha sempre dichiarato di tenerci molto al suo fisico e che una delle sue più grandi passioni nella vita è lo sport. Prima del suo matrimonio anche lei ha dichiarato di aver utilizzato la dieta Sirt ottenendo dei risultati stupefacenti.

Ovviamente queste celebrità inglesi hanno avuto la fortuna di beneficiare dei consigli dei due ideatori di questa dieta cioè i nutrizionisti Matten e Goggins e hanno praticato anche continuamente sport.

Capitolo 3: Bruciare Il Grasso

La Dieta Sirt è stata originariamente sviluppata per aiutare a promuovere la salute e combattere le malattie, e gli impressionanti benefici della perdita di peso erano semplicemente un bonus sorprendente. In quanto tale, questo modo di alimentarsi è profondamente radicato nei dati scientifici e nella ricerca medica.

Seguire una dieta prescrittiva che ti dice esattamente cosa mangiare e quando, potrebbe essere utile per alcune settimane, ma non sarà sostenibile. Al fine di apportare delle modifiche durature nel corso di tutta la vita e per le quali sei totalmente e sinceramente propenso, devi assolutamente capire perché stai apportando queste modifiche.

Oltre a proteggere i tuoi muscoli, i cibi Sirt incoraggiano il tuo sistema metabolico a iniziare a bruciare le riserve di grasso immagazzinato nel tuo corpo, che è uno dei motivi della straordinaria perdita di peso.

Aumentare di peso è un processo complesso per l'uomo che coinvolge più ormoni che inviano segnali avanti e indietro ai vari processi biologici. Uno di questi ormoni è l'insulina, con cui sono sicura che tu abbia già familiarità.

Quando assumi calorie, il tuo corpo ha bisogno di convertire il cibo in glucosio in modo che possa essere utilizzato come energia per mantenere il tuo corpo in funzione. Alcuni alimenti, come lo zucchero o i carboidrati raffinati, si convertono in zucchero nel flusso sanguigno quasi istantaneamente, causando un picco nei livelli di glucosio nel sangue.

Altri alimenti, come i carboidrati complessi e le proteine, impiegano più tempo perché il tuo corpo le assorba e si convertano in glucosio, quindi il sangue riceve un apporto di glucosio più lento e costante.

Se il livello di zucchero nel sangue aumenta troppo perché hai consumato più zucchero di quanto il tuo corpo necessiti per operare immediatamente, ciò può causare una varietà di problemi. Mal di testa, sete o affaticamento potrebbero verificarsi a breve termine, ma livelli elevati di zucchero nel sangue possono portare a insufficienza renale, malattie cardiache o danni ai nervi se il problema diventa cronico.

Ovviamente questi sintomi sono gravi e potenzialmente pericolosi per la vita, per questo il tuo corpo ha un processo per rilevare gli alti livelli di zucchero nel sangue e ripristinarli alla normalità. Questo processo è il rilascio di insulina.

Con l'aiuto del fegato e del colesterolo, l'insulina estrae lo zucchero dal flusso sanguigno e porta le cellule ad assumerlo, mentre i livelli di glucosio nel sangue diminuiscono man mano che le cellule adipose diventano "un po' più piene".

Quando la glicemia diventa troppo bassa, verrà rilasciato un altro ormone, il glucagone. Il glucagone attacca il fegato e le cellule adipose per rilasciare il glucosio immagazzinato nel flusso sanguigno.

Il problema principale della nostra dieta moderna è che gli esseri umani hanno sviluppato l'abitudine al costante eccesso di cibo. Ciò si traduce in un flusso costante di glucosio, innescando la continua necessità di insulina. Il nostro livello di zucchero nel sangue scende raramente abbastanza da innescare la produzione di glucagone, quindi invece di utilizzare la nostra energia immagazzinata, andiamo semplicemente ad incrementare le riserve.

Sostituire una dieta tradizionale che provoca un picco istantaneo della glicemia con la dieta Sirt, che creerà un flusso di energia più lento e costante, aiuterà a ripristinare il naturale equilibrio ormonale.

A parte il fatto che i cibi ricchi di sirtuine sono una forma di energia più equilibrante, attivando i nostri geni Sirt, le nostre cellule vengono protette e fortificate. Ogni cellula ha una potente centrale energetica chiamata mitocondrio, responsabile della conversione del glucosio in energia utilizzabile. Questo rappresenta molto lavoro per le nostre cellule e, soprattutto se stiamo assumendo più calorie di quelle di cui abbiamo bisogno e quelle calorie derivano principalmente di carboidrati semplici, i nostri mitocondri si deteriorano velocemente.

Le sirtuine proteggono i nostri mitocondri, consentendo loro di elaborare l'energia in modo più efficiente. In altre parole, possiamo bruciare i grassi più rapidamente.

I cibi Sirt lavorano su più fronti per aiutare il nostro corpo a regolare naturalmente il peso: riducono la quantità di glucosio che viene immagazzinato come grasso e aumentano la velocità con cui il nostro grasso viene utilizzato.

Come ulteriore vantaggio, regolando naturalmente il nostro metabolismo, possiamo proteggerci dall'insulino-resistenza e dal diabete di tipo 2.

L'insulina e il glicogeno non sono gli unici ormoni che ritornano al giusto equilibrio con una Dieta Sirt. Anche la leptina ne trae vantaggio.

La resistenza alla leptina non è così comunemente intesa come la resistenza all'insulina, ma svolge un ruolo altrettanto importante nel processo di aumento di peso. La leptina è spesso chiamata "l'ormone della fame" o "ormone della sazietà" perché è responsabile nel comunicare al cervello quando hai abbastanza grasso immagazzinato nel tuo corpo per tenerti al sicuro, e quando invece devi assorbire più energia.

Se hai un basso indice di grasso corporeo, il tuo cervello emetterà segnali di fame per incoraggiarti a mangiare più cibo. Sfortunatamente, se hai i recettori della leptina danneggiati, il tuo cervello continuerà ad emettere segnali di fame, sia che tu abbia effettivamente bisogno di energia o meno.

La fame è molto difficile da ignorare se i tuoi livelli di leptina sono sregolati, e non solo sentirai fame costantemente, ma il tuo corpo cercherà anche attivamente di immagazzinare qualsiasi energia che introduci come riserva di grasso invece di usarla immediatamente.

Quando segui la Dieta Sirt, i tuoi livelli di leptina si bilanciano naturalmente e i tuoi segnali di fame iniziano a farsi sentire solo quando hai davvero bisogno di più nutrizione, non semplicemente quando si verifica un calo di zuccheri.

Quando tutti gli ormoni associati al tuo metabolismo funzionano e comunicano in modo efficace, accumulerai solo il grasso corporeo necessario per la tua salute. Se sei attualmente in sovrappeso, sistemare il tuo sistema metabolico ti aiuterà a perdere peso rapidamente, fino a quando non avrai raggiunto la composizione corporea ottimale.

Capitolo 4: Secondo Giorno

Il tuo primo giorno di dieta sirt è passato. Probabilmente, già al risveglio, oggi, hai provato una discreta fame, di certo, però, non eccessiva. È normale e logico: il tuo fisico sta reagendo alla diversa alimentazione a cui l'hai sottoposto, ma non si "ribella" più di tanto perché gli alimenti che hai assunto donano sazietà e soddisfazione. Non cedere: hai già superato un giorno della fase più difficile. Il tuo fisico sta reagendo e sta già cominciando ad attivare un diverso tipo di metabolismo. Questi due giorni che ti separano dal momento in cui potrai cominciare ad aggiungere delle calorie all'alimentazione quotidiana, passeranno in fretta.

Potresti anche avvertire un leggero mal di testa o un po' di intontimento, se non oggi, nei prossimi giorni. Non preoccupartene più di tanto: come dicevamo, il metabolismo del tuo corpo sta cambiando e può essere normale sentirsi un po' intontiti per questo motivo. Casi del genere si sono verificati anche durante la sperimentazione effettuata nella palestra di Chelsea dai creatori di questa dieta.

In genere, se si presentano, spariscono nell'arco di qualche giorno e sono del tutto trascurabili.

Se però dovessero diventare molto fastidiosi, non esitare a contattare il tuo medico: ciascuno di noi è diverso e non è da escludersi che l'inizio della dieta possa far emergere dei problemi della tua salute magari presenti da sempre, ma che la nuova alimentazione ha portato a manifestarsi. Ad ogni modo, siamo sicuri che tutto va bene. Perciò, armati di centrifuga e ingredienti sirt e prepara il tuo succo verde del mattino.

Sicuramente, saprai già di essere in buona compagnia: moltissimi vip e personaggi dello spettacolo hanno provato la dieta sirt con ottimi risultati e hanno entusiasticamente reso note le loro esperienze positive.

Una su tutte: la cantante Adele.

La cantante britannica ha dichiarato in diverse interviste, di aver perso ben trenta kg in un anno, grazie a questa dieta. In occasione del suo trentaduesimo compleanno, si è mostrata ai suoi fans e ai flash dei fotografi in forma davvero smagliante.

Adele ha dichiarato di aver iniziato la dieta, non tanto perché non si piaceva fisicamente, quanto perché il suo importante sovrappeso non le permetteva di utilizzare tutto il potenziale della sua già splendida voce e, inoltre, di non aver fatto troppa fatica a seguire il regime dietetico del gene magro.

La cantante ha sottolineato come questa dieta permetta di continuare a mangiare tutti i propri cibi preferiti, senza particolari rinunce e ha sottolineato come seguire questa dieta le sia risultato più facile che obbedire ai dettami di qualunque altro regime dietetico provato. Chiunque l'abbia vista dopo questa sua "trasformazione", ha potuto constatare quanto appaia in forma e quanto sia raggiante: il suo fisico non è per niente smagrito o sottotono, la sua espressione non è di certo quella di chi si sta sottoponendo ad una vita di rinunce.

Se Adele ha scelto la dieta sirt per dare una svolta davvero radicale alla sua vita, perdendo ben trenta kg in un anno, c'è anche chi la sceglie per rimettersi in forma e inaugurare uno stile di vita improntato al benessere senza porsi traguardi strabilianti. È il caso di Pippa Middleton, la cognata di William d'Inghilterra, che ha scelto questa dieta per raggiungere velocemente la forma perfetta in vista del matrimonio e dopo aver dato alla luce un figlio. E, a quanto pare, ci è riuscita benissimo!

Insomma, questo regime alimentare funziona sia che tu voglia perdere una quantità davvero importante di kg, sia che tu abbia deciso semplicemente di perdere le piccole quantità di grasso che ti affliggono ormai da un po' e inaugurare finalmente uno stile di vita più sano. Sicuramente ti sarà capitato di pensare che i vip hanno a disposizione mezzi e opportunità che noi comuni mortali non abbiamo e che non avresti mai saputo come facciano, a volte, a rimettersi in forma così bene: in questo caso, niente di più falso.

La dieta miracolosa è questa, quella che stai seguendo anche tu, e non ha in realtà nulla di miracoloso o, tantomeno, di magico: è solo una dieta che tiene presente principi scientifici e che è in grado, con ingredienti facilmente reperibili e senza stravolgere le abitudini alimentari di chi la segue, di far perdere peso acquistando benessere e serenità.

Sei a metà del tuo primo step: già questo dovrebbe donarti serenità e motivazione. Non hai davanti a te settimane e settimane di rinunce: da dopodomani potrai già aggiungere un pasto solido alla tua giornata, tra cinque giorni vedrai i primi risultati importanti; con questa dieta, infatti, si possono perdere fino a 4 ,6 kg nella prima settimana: risultati raggiungibili in genere solo con il digiuno, raggiunti senza digiunare!

E, cosa per nulla trascurabile, fin d'ora, se lo desideri e se ti aiuterà ad acquisire motivazione, potrai consumare del cioccolato fondente. Hai capito bene: il cioccolato non è affatto vietato nella nostra dieta. Puoi consumare ogni giorno fino a 2 6 -35 grammi di cioccolato fondente (corrisponde a circa tre quadratini). Molto importante, però, è che tu scelga un cioccolato con una percentuale di cacao pari almeno all'86 %, il più possibile puro e senza additivi, soprattutto che non sia trattato con alcali. Gli alcali riducono infatti i flavonoidi contenuti nel cacao che svolgono la funzione di attivatori delle sirtuine. Il cacao è un potente attivatore di sirtuine, ma perde la sua efficacia come tale se mischiato ad altri ingredienti, additivi o alcali.

Capitolo 5: Cos'è La Dieta Sirt

La dieta Sirt è basa dal consumo di cibi che contengono le sirtuine, da cui prende il nome, queste proteine hanno un'attività enzimatica, regolano alcune funzioni metaboliche dell'organismo come il dimagrimento, inibendo il deposito del grasso corporeo e bruciando calorie.

Le sirtuine, sono contenute soprattutto nei legumi e nelle verdure, hanno la funzione di prevenire l'invecchiamento cellulare e il loro deterioramento tutelandole anche dal cancro.

Le sirtuine, o geni della magrezza, secondo i due ideatori della dieta Sirt, sono attivate da due fattori, lo sport e il digiuno, quindi con il consumo di alcuni cibi specifici possiamo simulare il digiuno e attivare questi geni nell'organismo, favorendo il consumo di più calorie e di conseguenza bruciare più grassi e perdere peso.

Con l'attivazione delle sirtuine, si regolano alcune funzioni del metabolismo, si riduce la fame e si aumenta il consumo di calorie, si prevengono le infiammazioni, ma non solo, si regolano anche l'umore e l'invecchiamento cellulare.

Nella dieta Sirt è consigliato eliminare gli zuccheri e i grassi saturi, ridurre il consumo dei latticini e aumentare il consumo dei cibi che riescono ad aumentare i livelli sirtuine rispetto a altri, come ad esempio il vino rosso, il cioccolato fondente 10 6 %, le fragole, i capperi, le cipolle rosse, e la curcuma.

Gli ingredienti delle ricette della dieta Sirt sono un mix di alimenti della cucina mediterranea con quelli della cucina asiatica, sono prodotti freschi, sani, di facile reperimento, che combinati tra loro danno origine a piatti squisiti e sfiziosi, come il pollo con l'aggiunta di curcuma e i gamberoni saltati in padella con peperoncino.

La differenza della dieta Sirt da tutte le altre diete, è che invece di proibire il consumo dei cibi che fanno ingrassare, si aggiungono gli alimenti che fanno dimagrire. Già dai primi giorni di dieta, inffati, mangiando in pratica tutto quello che si preferisce, si possono notare i risultati: Si può arrivare a perdere più di 4 chili di grasso corporeo lasciando inalterata la massa muscolare.

La dieta Sirt, pur prevedendo un certo consumo di calore, non impone una precisa quantità di alimenti da consumare, ma invita a mangiare finché non si è appagati, naturalmente non bisogna esagerare, basta essere moderati con il cibo, senza ingozzarsi o eccedere con il vino.

La dieta Sirt è un ottimo modo per perdere velocemente peso, è stata approvata da molti medici e nutrizionisti, ma consumare solo cibi Sirt non è salutare. L'alto consumo di verdure e legumi a discapito della carne e del pesce, può causare delle carenze nutrizionali come il ferro e il calcio, oltre a portare stanchezza, mal di testa e cali di pressione.

Bisogna seguire un regime alimentare che preveda l'assunzione di vari cibi, non solo Sirt, per questo è meglio rivolgersi a uno specialista, che prima di iniziare una dieta, vi sottoporrà a delle analisi del sangue e delle visite. Tenuto conto anche di eventuali patologie, deciderà quale regime alimentare sia più adeguato seguire, quali alimenti siano più adatti e le quantità da assumere per la vostra salute.

La scienza dietro la dieta Sirt

Gli studi scientifici hanno dimostrato che il consumo di alcuni alimenti, possono attivare i geni Sirt e aiutano a perdere peso migliorando lo stile di vita. I cibi Sirt come il vino rosso le sostanze contenute in alcuni alimenti come ad esempio i capperi, il prezzemolo, il lievito, il peperoncino, le fragole e le cipolle rosse attivano la sirtuina, dimostrando che i cibi Sirt funzionano.

La riduzione delle calorie associata al consumo dei cibi Sirt, porta molti effetti positivi, attivando il gene magro. L'organismo dapprima si depura dalle tossine, in seguito comincia la perdita di peso, che lascia però inalterata la massa muscolare. Non si sentono i morsi della fame, ma al contrario si ha un senso di sazietà nonostante le poche calorie assunte.

Questi alimenti contengono la quercitina, contenuto in molti frutti come le mele, l'uva, agrumi, i frutti bosco e ortaggi come pomodori, cipolle rosse, capperi e sedano, le catechine contenute nel tè verde, cacao e vino, la malvidina contenuta nelle more, nelle fragole, melanzane e piselli, resveratrolo contenuti nell'uva e ne vino rosso.

Ma se da un lato, gli studi scientifici dimostrano gli effetti benefici dei cibi Sirt, dall'altro, molti medici sono ancora scettici. La dieta Sirt è una dieta ipocalorica basata sul consumo di molte verdure e poche proteine e carboidrati, si introduce una quantità di calorie minori di quelle di cui il nostro organismo ha bisogno, quindi come tutte le diete basate su questi principi a prescindere da quali alimenti si consumano fa perdere peso e più in fretta.

Studi scientifici hanno dimostrato che seguendo una dieta ipocalorica, durante la prima settimana, la maggior parte dei chili persi è costituito da acqua e che perdendo peso in fretta il metabolismo non accelera ma al contrario rallenta.

Inoltre, il legame tra le sirtuine e il perdere peso non è stato del tutto dimostrato, in quanto la dieta Sirt è stata testata solo sugli animali e non sugli esseri umani. L'unico dato deriva dall'esperimento dei due nutrizionisti Aidan Goggins e Glen Matten in una palestra con un piccolo campione di 4 10 persone, dove in 8 giorni persero 4 chili. Fattore che è del tutto normale se si segue un regime alimentare ipocalorico.

Gli studi sugli animali, hanno dimostrato che le sirtuine, contenute negli alimenti

Sirt come mirtilli, fragole , cavoli, rucola, cioccolato fondente 86 % , agrumi, caffè e tè verde matcha, aiutino davvero a regolamentare le funzioni cellulari come il metabolismo contribuendo al rallentamento dell'invecchiamento.

Purtroppo non esistono veri studi a lungo termine effettuati sugli esseri umani. Sicuramente gli alimenti suggeriti nella dieta Sirt posso essere consumati in una qualsiasi dieta. Frutta, verdura e Omega 4 contenuti nelle noci o nell'olio d'oliva non possono che fare bene essendo degli antiossidanti, il loro consumo infatti aiuta l'organismo a stare meglio.

La dieta Sirt, per molti medici non è una buona dieta, le motivazioni sono nel fatto che nonostante gli alimenti siano ricchi di sostanze nutritive e antiossidanti, non include gli alimenti che servono ad aumentare la massa muscolare mentre sarebbe opportuno aggiungere i cibi Sirt in regime alimentare più equilibrato.

La dieta Sirt, non può essere seguita da tutti, nè per molto tempo. Potrebbe essere una soluzione per chi deve perdere qualche chilo prima della prova costume in pochi mesi, ma per non correre rischi, è sempre bene rivolgersi a una specialista prima di iniziare una dieta e non ricorrere al fai da te con percorsi alimentari improvvisati sul web.

Una dieta, suggeriscono gli esperti, per essere efficace non deve fare solo fare perdere peso, ma deve anche fare in modo di mantenere il peso forma senza riprendere i chili persi. Ecco perché una buona dieta dovrebbe educare e abituare a mangiare bene seguendo una alimentazione più sana ed equilibrata.

Una cura dimagrante per essere efficace non deve fare solo fare perdere peso, ma deve anche fare in modo di mantenere il peso forma senza riprendere i chili persi.

Cosa è il gene magro

Il "gene magro" non è altro che un modo come un altro per chiamare le sirtuine. Sono sette, si attivano quando sussistono determinate condizioni e ognuna di loro ha una specifica funzione tra cui rigenerare le cellule, ritardare l'invecchiamento e allungare la durata della vita. I geni che regolano le funzioni legate al metabolismo sono: Sirt-2 , Sirt-4 , Sirt-4 che regola tutte le funzioni legate all'insulina, mentre tutte le altre regolano le funzioni riguardanti le cellule.

Le sirtuine, sono delle proteine che di solito si attivano con l'attività fisica, con la diminuzione dell'apporto calorico, con il digiuno o quando vengono consumati determinati alimenti. In questo modo si perde anche peso, lo svantaggio è che non si può digiunare per lunghi periodi.

Con il digiuno si attiva il gene magro che gestisce il depositarsi del grasso nel corpo, costringendo l'organismo a usare le riserve di grasso per sopperire all'assenza di energia fornito dal cibo .

Il digiuno non ha solo lati positivi, infatti, la perdita di peso che si ha non è costituita solo da grasso corporeo ma anche da massa muscolare. Inoltre digiunare rallenta il metabolismo, causa stress, fame, irritabilità, stanchezza e carenze alimentari.

Con la dieta Sirt, e il consumo di determinati alimenti, si attivano da subito, i geni magri legati alle funzioni metaboliche dell'organismo. Così facendosi ha una perdita di peso già dai primi giorni, si eliminano cellule e sostanze nocive , si aumenta l'attività dei mitocondri che generano energia per l'organismo, si stabilisce il normale ritmo del sonno, inoltre, danno una protezione in più per contrastare i radicali liberi che danneggiano il DNA e contribuisco all'invecchiamento del corpo.

Con i cibi Sirt, possiamo avere le stesse condizioni di quando diminuiamo l'apporto calorico nel nostro organismo, in quanto questi alimenti simulano una condizione di digiuno anche per lunghi periodi, avendo gli altresì benefici come la perdita di peso.

Questi alimenti sono facili da trovare, possiamo acquistarli al mercato sotto casa a prezzi abbastanza contenuti. Stiamo parlando di spezie, frutta e verdura come fragole, sedano, cipolla e prezzemolo, curcuma e peperoncino per citarne alcuni, magari li avete già nel vostro frigo o nelle vostre dispense.

Ricordiamo sempre che prima di iniziare qualsiasi dieta è sempre opportuno rivolgersi a un nutrizionista che dopo aver effettuato tutte le analisi, potrà seguirvi in un percorso di dimagrimento più adatto a voi, senza ricorre a diete fai da te spesso pericolose per la salute.

Zone blu e le sirtuine

Con il termine "zona blu" si indica un'area geografia del mondo dove l'aspettativa di vita della popolazione è più alta rispetto ad altre parti del mondo.

Queste aree sono state scoperte dai due ricercatori Gianni Pes e Michel Poulain, che attraverso studi demografici riguardanti la longevità dell'uomo, hanno identificato 6 aree geografiche.

Le hanno cerchiate in blu sulla mappa, da qui il nome zone blu, indicando così la concentrazione del maggior numero di persone che supera anche i 250 anni in buona salute.

In queste aree geografiche, l'età media degli abitanti superava i 250 anni, molto più alta della media mondiale che non supera gli 80 anni. Inoltre, gli studiosi hanno rilevato come nonostante l'età avanzata non accusassero i normali problemi di salute neurali e motori che caratterizzano una persona anziana, al contrario, coloro che soffrivano di Alzheimer, diabete, malattie cardiovascolari o osteoporosi erano una minima percentuale.

In seguito Dan Buettner ha approfondito la ricerca, scoprendo dopo molti anni che i fattori comuni di queste regioni così diverse e lontane tra loro. Il ricercatore ha identificato nello stile di vita e nel regime alimentare caratterizzato dal consumo di alimenti Sirt, questa longevità.

Ogliastra, Sardegna, Italia: un paese di montagna con il più alto numero di uomini centenari. Gli abitanti praticano regolarmente attività sportive all'aria aperta, seguono una corretta alimentazione mediterranea, consumano pane integrale, verdure, formaggi e latte di capra, limitano il consumo di carne privilegiando carni del proprio territorio. Naturalmente, nelle loro tavole non può mai mancare uno o due bicchieri al giorno di vino Cannonau, ricco di antiossidanti e flavonoidi che prevengono le malattie cardiache. Grazie all'aria migliore e ai cibi sani e genuini, la Sardegna dagli anni '8 0 è stata classificata come la regione con un'aspettativa di vita più alta rispetto alle altre regioni d'Italia.

L'isola di Okinawa, Giappone: la sua popolazione è stata riconosciuta tra le più longeve del mondo mai vissute fino ad ora. Le donne sono tra le più anziane del mondo, praticano molto la meditazione e la loro alimentazione è prevalentemente vegetariana e povera di grassi. Facendo un largo consumo di soia, riso, tè verde, pesce e verdure come le patate dolci, che sono ricche di antiossidanti. Hanno l'abitudine di alzarsi da tavola non completamente sazi ed appesantiti.

si trova a pochi passi da Los Angeles. I ricercatori hanno studiato un gruppo di persone religioso chiamato "gli avventisti del settimo giorno", i membri di questo gruppo, sono tra i più longevi in grado di vivere 2 0 anni in più rispetto a tutto il nord America. Seguono una dieta vegetariana consumando minestre di zucca e zenzero, hot dog vegetariani, farina d'avena, noci, legumi e cibi ricchi di omega 4 e antiossidanti.

Penisola di Nicoya, Costa Rica: in questa penisola, tra le persone di mezza età c'è il minor tasso di mortalità. Gli abitanti svolgono attività fisica anche in età avanzata, mangiano quello che riescono a coltivare, soprattutto frutta, cereali, zucca, fagioli, oltre a tortillas di mais, uova, pollo e maiale.

Da questi studi effettuati sulle cosiddette zone blu, sono emerse diverse caratteristiche comuni, che hanno contribuito alla longevità dei suoi abitanti, come mangiare cibi sani e freschi preferendo verdure, ortaggi e legumi, limitando il consumo di carne, praticare uno stile di vita equilibrato evitando lo stress e praticando sport e meditazione senza dimenticare di dare più importanza agli affetti, come la famiglia, gli amici, i rapporti sociali e comunitari.

Mangiare cibi sani e freschi soprattutto verdure, ortaggi e limitando il consumo della carne a 4/6 volte al mese, praticare uno stile di vita equilibrato evitando lo stress, meditare, fare sport e dare più importanza ai rapporti interpersonali.

Da quello che si può notare, una caratteristica fondamentale che accomuna tutte le zone blu è l'alimentazione e il consumo dei cibi Sirt, come i legumi, cereali, noci, verdure, frutta e pesce ricco di Omega 4 . Tutti cibi questi, che riducono i rischi di malattie cardiache che sono ricchi di vitamine e sali minerali, ma che soprattutto attivano le sirtuine.

Periodicamente praticano brevi digiuni di 24 ore e cercano di consumare i loro piatti in modo da rimanere non del tutto sazi, tutte queste abitudini, favoriscono l'attivazione delle sirtuine e favoriscono la perdita di peso.

Naturalmente, prima di iniziare una dieta fai da te o praticare un breve periodo di digiuno, è sempre meglio rivolgersi a uno specialista che tenuto conto del vostro stato di salute e delle vostre patologie potrà consigliarvi come perdere peso senza causare problemi di salute.

Quando si segue una dieta, di solito già dalla prima settimana si dimagrisce. La perdita di peso non è data soltanto dalla diminuzione di grasso ma anche dai muscoli. Tenete conto che su una perdita di circa 4 chili, sicuramente quasi un chilo sarà di massa muscolare.

Dall'esperimento effettuato in palestra, dai due nutrizionisti Aidan Goggins e Glen Matten, risultò che tutti i soggetti sottoposti al regime alimentare della dieta Sirt, erano dimagriti. La perdita di perso variava dai 4 ai 2,6 chili circa, la cosa più eccezionale, era che dopo tutti i controlli risultava che grazie alla dieta Sirt, la massa muscolare dei soggetti non era diminuita, ma al contrario era aumentata.

Grazie alla dieta Sirt e agli effetti delle sirtuine, si bruciano più grassi, senza diminuire il metabolismo e ridurre la massa muscolare, mangiando alimenti sani e freschi.

Nella maggior parte delle diete ipocaloriche, l'apporto calorico necessario all'organismo viene fornito non solo dal grasso corporeo ma anche dai muscoli.

Con la dieta Sirt, i muscoli, grazie alle sirtuine, vengono preservati, costringendo l'organismo ad utilizzare soltanto il grasso corporeo. Diminuendo l'apporto calorico, si attivano le sirtuine, che costringono l'organismo a bruciare le riserve dei grassi, tutelando la massa muscolare.

Quando pratichiamo attività fisica e sottoponiamo i muscoli a una sollecitazione eccessiva, attiviamo un processo cellulare per cui le sirtuine, e precisamente le Sirt-2 , aiutano il muscolo ad aumentare di massa e a rigenerare le sue cellule.

I muscoli si dividono in due categorie, muscoli a fibra rossa e a fibra bianca. La differenza tra loro sta non solo nel colore, in quanto i muscoli a fibra rossa, a differenza di quelli bianchi, hanno una maggiore concentrazione di una proteina chiamata mioglobina che facilita la diffusione dell'ossigeno nel sangue.

Ma la loro differenza principale sta nelle loro prestazioni. I muscoli a fibra rossa sono adatti a sforzi fisici più prolungati, essendo molto più resistenti dei muscoli a fibra bianca, che al contrario, hanno una resistenza minore e riesco a sopportare sforzi fisici minori.

I muscoli a fibre rosse, sono quei muscoli che aiutano a mantenere la postura, ci consentono di camminare e permettono al diaframma di effettuare quei movimenti involontari necessari per la respirazione.

Quando si comincia seguire una dieta o praticare per un certo periodo il digiuno, le sirtuine, aumentano, proteggendo i muscoli a fibra rossa ma non quelli a fibra bianca che si indeboliranno.

Grazie alla dieta Sirt, questo processo di indebolimento dei muscoli a fibra bianca, non avviene. Infatti, utilizzando nella propria alimentazione i cibi Sirt, si avrà un aumento molto elevato delle sirtuine in modo da proteggere non solo i muscoli a fibre rosse, ma anche quelli a fibre bianche.

Prima di improvvisarvi nutrizioni, avere malori o problemi gravi di salute, è sempre consigliabile rivolgersi a un dietologo, che attraverso tutte le analisi e le visite mediche, potrà organizzare un vero piano alimentare, seguendovi passo a passo.

Le Ricette Del Giorno

Per questo secondo giorno, ti suggeriamo una ricetta di mare.

Gamberoni con spaghetti di grano saraceno

Ingredienti (per una porzione):

- 2 cucchiaino di zenzero fresco tritato
- 35 g di cipolla rossa
- 125 a 30 g di sedano
- 135 g di fagiolini
- 125 a 30 g di cavolo riccio
- 250 ml di brodo vegetale
- 350 g di gamberoni
- 2 cucchiaino di salsa tamari
- 2 cucchiaini di olio extravergine d'oliva
- 135 g di spaghetti di grano saraceno

- 2 spicchio d'aglio
- 2 peperoncino Bird's Eye

Direction:

1. Sguscia i gamberoni, sciacquali e cuocili per 1-5 minuti insieme a un cucchiaino di salsa tamari e uno di olio extravergine d'oliva

2. Nel frattempo, lessa 135 g di spaghetti di grano saraceno in acqua senza sale scolali e tienili da parte.

3. Fai soffriggere con un altro cucchiaino di olio extravergine d'oliva, 2 spicchio d'aglio, 2 peperoncino Bird's Eye, 2 cucchiaino di zenzero fresco, tutti tritati finemente, la cipolla rossa e 45 g di sedano affettati aggiungi anche i fagiolini tagliati a pezzetti e il cavolo riccio tagliato in maniera grossolana.

4. Aggiungi il brodo vegetale e porta a ebollizione.

5. Lascia sobbollire per qualche minuto: le verdure devono restare croccanti.

6. Unisci quindi i gamberoni e gli spaghetti preparati in precedenza, guarnisci con le foglie di sedano rimaste, riporta a bollore e spegni il fuoco.

Miso E Tofu Con Glassa Al Sesamo E

Verdure Saltate In Padella

Ingredienti

2 cucchiaio di mirin (vino di riso giapponese)

35 g di pasta di miso

350 g di tofu duro

40 g di sedano

4 6 g di cipolla rossa

2 35 g di zucchini

2 peperoncino Bird's Eye

2 spicchio d'aglio

2 cucchiaio di zenzero fresco tritato finemente

125 a 30 g di cavolo riccio

2 cucchiaini di semi di sesamo

4 6 g. di grano saraceno

2 cucchiaino di curcuma in polvere

2 cucchiaini di olio extravergine di oliva

2 cucchiaino di salsa tamari

Direzione:

1. Lascia preriscaldare il forno a 250 gradi.

2. Nel frattempo, fodera una piccola teglia con carta da forno.

3. Mescola la salsa mirin e il miso.

4. Taglia il tofu nel senso della lunghezza, taglia poi ogni pezzo a metà per farne dei triangoli.

5. Copri le fette così ottenute con la miscela di mirin e miso e lascia marinare.

6. Nel frattempo, affetta sedano, cipolla rossa e zucchini.

7. Trita finemente peperoncino, aglio e zenzero.

8. Ora cuoci il cavolo riccio a vapore per cinque minuti.

9. Toglilo dal fuoco e lascialo riposare.

10. Adagia il tofu nella teglia da forno, cospargilo di semi di sesamo e cuocilo per 35-40 minuti, finché non diventerà caramellato.

11. Ora lava il grano saraceno in uno scolapasta e mettilo in una pentola piena di acqua bollente, insieme alla curcuma.

12. Lascia cuocere per 5-10 minuti, eventualmente anche seguendo le istruzioni riportate sulla confezione, e poi scolalo.

13. Scalda l'olio in una padella. Unisci quindi sedano, cipolla, zucchini, peperoncino, aglio e zenzero.

14. Friggi a fiamma alta per 1-5 minuti e poi a fiamma media per 5-10 minuti.

15. Gli ingredienti, in questo modo, saranno cotti ma ancora croccanti.

16. Aggiungi quindi il cavolo riccio e la salsa tamari.

17. Lascia cuocere ancora per un minuto.

18. Puoi aggiungere un pochino d'acqua in qualunque momento, se vedi che le verdure si stanno attaccando sul fondo.

Capitolo 6: Bruciare Il Grasso

La Dieta Sirt è stata originariamente sviluppata per aiutare a promuovere la salute e combattere le malattie, e gli impressionanti benefici della perdita di peso erano semplicemente un bonus sorprendente. In quanto tale, questo modo di alimentarsi è profondamente radicato nei dati scientifici e nella ricerca medica.

Seguire una dieta prescrittiva che ti dice esattamente cosa mangiare e quando, potrebbe essere utile per alcune settimane, ma non sarà sostenibile. Al fine di apportare delle modifiche durature nel corso di tutta la vita e per le quali sei totalmente e sinceramente propenso, devi assolutamente capire perché stai apportando queste modifiche.

Oltre a proteggere i tuoi muscoli, i cibi Sirt incoraggiano il tuo sistema metabolico a iniziare a bruciare le riserve di grasso immagazzinato nel tuo corpo, che è uno dei motivi della sorprendente perdita di peso.

Aumentare di peso è un processo complesso per l'uomo che coinvolge più ormoni che inviano segnali avanti e indietro ai vari processi biologici. Uno di questi ormoni è l'insulina, con cui sono sicura che tu abbia già familiarità.

Quando consumi calorie, il tuo corpo ha bisogno di convertire il cibo in glucosio in modo che possa essere usato come energia per mantenere il tuo corpo in funzione. Alcuni alimenti, come lo zucchero o i carboidrati raffinati, si convertono in zucchero nel flusso sanguigno quasi istantaneamente, causando un picco nei livelli di glucosio nel sangue.

Altri alimenti, come i carboidrati complessi e le proteine, impiegano più tempo perché il tuo corpo le assorba e si convertano in glucosio, quindi il sangue riceve un apporto di glucosio più lento e costante.

Se il livello di zucchero nel sangue aumenta troppo perché hai consumato più zucchero di quanto il tuo corpo necessiti per operare immediatamente, ciò può causare una varietà di problemi. Mal di testa, sete o affaticamento potrebbero verificarsi a breve termine, ma livelli elevati di zucchero nel sangue possono portare a insufficienza renale, malattie cardiache o danni ai nervi se il problema diventa cronico.

Ovviamente questi sintomi sono gravi e potenzialmente pericolosi per la vita, per questo il tuo corpo ha un processo per rilevare gli alti livelli di zucchero nel sangue e ripristinarli alla normalità. Questo processo è il rilascio di insulina.

Con l'aiuto del fegato e del colesterolo, l'insulina estrae lo zucchero dal flusso sanguigno e porta le cellule ad assumerlo, mentre i livelli di glucosio nel sangue diminuiscono man mano che le cellule adipose diventano "un po' più piene".

Quando la glicemia diventa troppo bassa, verrà rilasciato un altro ormone, il glucagone. Il glucagone attacca il fegato e le cellule adipose per rilasciare il glucosio immagazzinato nel flusso sanguigno.

Il problema principale della nostra dieta moderna è che gli esseri umani hanno sviluppato l'abitudine al costante eccesso di cibo. Ciò si traduce in un flusso costante di glucosio, innescando la continua necessità di insulina. Il nostro livello di zucchero nel sangue scende raramente abbastanza da innescare la produzione di glucagone, quindi invece di utilizzare la nostra energia immagazzinata, andiamo semplicemente ad incrementare le riserve.

Sostituire una dieta tradizionale che provoca un picco istantaneo di glucosio nel sangue con la Dieta Sirt, che creerà un flusso di energia più lento e costante, aiuterà a ripristinare nuovamente l'equilibrio naturale degli ormoni. Come ulteriore vantaggio, gli studi hanno dimostrato che l'attivazione delle sirtuine può effettivamente inibire la capacità del corpo a immagazzinare grasso in quanto aumenta la propensione a bruciarlo (Picard et al. 25 a 30 04). Il tuo sistema metabolico avrà effettivamente la possibilità di utilizzare l'energia immagazzinata.

A parte il fatto che i cibi ricchi di sirtuine sono una forma di energia più equilibrante, attivando i nostri geni Sirt, le nostre cellule vengono protette e fortificate. Ogni cellula ha una potente centrale energetica chiamata mitocondrio, responsabile della conversione del glucosio in energia utilizzabile. Questo rappresenta molto lavoro per le nostre cellule e, soprattutto se stiamo assumendo più calorie di quelle di cui abbiamo bisogno e quelle calorie derivano principalmente di carboidrati semplici, i nostri mitocondri si deteriorano velocemente.

Le sirtuine proteggono i nostri mitocondri, consentendo loro di elaborare l'energia in modo più efficiente. In altre parole, possiamo bruciare i grassi più rapidamente.

I cibi Sirt lavorano su più fronti per aiutare il nostro corpo a regolare naturalmente il peso: riducono la quantità di glucosio che viene immagazzinato come grasso e aumentano la velocità con cui il nostro grasso viene utilizzato.

Come ulteriore vantaggio, regolando naturalmente il nostro metabolismo, possiamo proteggerci dall'insulino-resistenza e dal diabete di tipo 2.

L'insulina e il glicogeno non sono gli unici ormoni che ritornano al giusto equilibrio con una Dieta Sirt. Anche la leptina ne trae vantaggio.

La resistenza alla leptina non è così comunemente intesa come la resistenza all'insulina, ma svolge un ruolo altrettanto importante nel processo di aumento di peso. La leptina è spesso chiamata "l'ormone della fame" o "ormone della sazietà" perché è responsabile nel comunicare al cervello quando hai abbastanza grasso immagazzinato nel tuo corpo per tenerti al sicuro, e quando invece devi assorbire più energia.

Se hai un basso indice di grasso corporeo, il tuo cervello emetterà segnali di fame per incoraggiarti a mangiare più cibo. Sfortunatamente, se hai i recettori della leptina danneggiati, il tuo cervello continuerà ad emettere segnali di fame, sia che tu abbia effettivamente bisogno di energia o meno.

La fame è molto difficile da ignorare se i tuoi livelli di leptina sono sregolati, e non solo sentirai fame costantemente, ma il tuo corpo cercherà anche attivamente di immagazzinare qualsiasi energia che introduci come riserva di grasso invece di usarla immediatamente.

Quando segui la Dieta Sirt, i tuoi livelli di leptina si bilanciano naturalmente e i tuoi segnali di fame iniziano a farsi sentire solo quando hai davvero bisogno di più nutrizione, non semplicemente quando si verifica un calo di zuccheri.

Quando tutti gli ormoni associati al tuo metabolismo funzionano e comunicano in modo efficace, accumulerai solo il grasso corporeo necessario per la tua salute. Se sei attualmente in sovrappeso, sistemare il tuo sistema metabolico ti aiuterà a perdere peso rapidamente, fino a quando non avrai raggiunto la composizione corporea ottimale.

Capitolo 7: La Dieta Sirt: Le Sirtuine

Alla scoperta del mondo delle diete

A

vere un corpo magro e sinuoso è per molti una priorità, per questo motivo si va alla continua ricerca di regimi alimentari alternativi che possano aiutare ad ottenere i risultati desiderati così da riuscire a godere di un aspetto armonioso che consenta di star bene con sé stessi. È inutile negare quanto l'aspetto esteriore abbia un ruolo fondamentale per quanto riguarda la propria soddisfazione personale, motivo per cui ci si nutre di speranze seguendo diete rigide e restrittive, nella credenza che, sottoponendo il proprio corpo a stress e deficit calorico, si potrà raggiungere la meta desiderata in breve tempo.

Sembra quasi che ogni giorno salti fuori una nuova dieta, un nuovo regime alimentare che si pone come obbiettivo quello di regalare un po' di felicità e gratificazione a donne e uomini di ogni età. La verità è che non tutte le diete più note sono in grado di sortire effetti benefici e di raggiungere i risultati promessi. A questo proposito, bisogna sempre tenere a mente è che ogni corpo è diverso e che ciascun organismo necessita di specifici stimoli per poter funzionare al meglio. Per questo motivo, prima di intraprendere un qualsiasi percorso alimentare, è necessario conoscere il proprio corpo e, soprattutto, è bene possedere le giuste informazioni riguardo ai processi che un determinato regime alimentare svolge sull'organismo.

Si può facilmente comprendere che una sana nutrizione è la premessa principale per godere di uno stato di salute, ecco perché è importante raccogliere informazioni accurate su ciascun regime alimentare prima di cimentarsi in un'avventura a colpi di gallette di riso e misere porzioni di pasta!

Alcune delle diete che di recente hanno acquisito popolarità sul web prestano poca attenzione al piacere del gusto, proponendo anzi piccole porzioni di carne o pesce prive di condimento e una notevole limitazione di grassi e cibi deliziosi. È quindi comprensibile che si sia sviluppata l'idea che per dimagrire sia necessario non mangiare, dimezzare l'apporto calorico giornaliero ed eliminare i "cibi spazzatura". Ovviamente, sarà difficile godere di un corpo snello e sodo se si eccede con l'assunzione di alimenti fritti, dolci, zuccheri e bevande gassate, ma ciò non significa che il prezzo da pagare per essere magri debba essere la propria felicità a tavola. Questa è una filosofia da tener bene a mente: la dieta non deve essere altro che un regime alimentare in grado di fornire degli stimoli sani ed equilibrati ad ogni tipo di corpo, senza dover imporre limitazioni e restrizioni insoddisfacenti. Mangiare deve essere un piacere ed è essenziale che tutti coloro che decidono di seguire un regime alimentare possano continuare ad assaporare cibi deliziosi senza privarsi di gusto e prelibatezza.

A questo punto la domanda potrebbe sorgere spontanea: «Potrò mai dimagrire senza dover rinunciare al piacere di mangiare», ovvero la questione fondamentale posta dai pazienti che si accingono ad intraprendere un nuovo percorso dimagrante. La risposta è molto semplice: certo! Ovviamente, affinché i risultati desiderati vengano raggiunti, è importante seguire con costanza e dedizione la dieta prescelta, cercando di rispettarne tutte le regole alimentari previste e, soprattutto, affidarsi a professionisti del settore che siano in grado di supportare i pazienti fornendo loro le giuste informazioni e direttive.

Dimagrire senza rinunce: la Dieta Sirt

Tra i tanti regimi alimentari che divampano negli ultimi anni fa capolino una dieta da molti giudicata come "super soddisfacente", ovvero la Dieta Sirt, un regime alimentare ipocalorico basato sul consumo di cibi ricchi di sirtuine. Queste, secondo alcuni studi, fanno parte di un gruppo proteico la cui assunzione è associata all'attivazione del cosiddetto "gene magro", promettendo così risultati efficaci in tempi ridotti. Questa dieta nasce dalle menti di Aidan Goggins e Glen Matten, due nutrizionisti che hanno appunto approfondito i loro studi focalizzandosi sulle prospettive di dimagrimento indotte dall'assunzione di queste proteine.

Le sirtuine funzionano come attivatori del metabolismo, accrescendo cioè la capacità dell'organismo di bruciare grassi e calorie e quindi di ottenere un corpo snello, con il beneficio aggiuntivo di migliorare l'umore e adottare uno stile di vita votato alla longevità. Più tecnicamente, le sirtuine sono proteine appartenenti ad una speciale categoria il cui compito è quello di svolgere specifiche attività enzimatiche finalizzate al miglioramento dei processi metabolici, nonché al rallentamento dell'invecchiamento cellulare. Queste proteine entrano in gioco nel momento in cui vengono ingeriti alimenti associati all'insulinoresistenza, cioè cibi dolci o eccessivamente grassi che provocano il notevole innalzamento dei livelli di insulina, causando infiammazione dei tessuti e rendendo più difficile il processo di dimagrimento.

Secondo quanto detto, è possibile identificare alcuni cibi in grado di attivare le sirtuine: peperoncino, vino rosso, cioccolato fondente, noci e mirtilli sono alcuni degli alimenti che si consiglia di assumere quando si intraprende il percorso alimentare Sirt. Come è possibile constatare, si tratta di cibi ricchi di gusto, fattore che rende più semplice seguire una dieta senza doversi sentire costretti a rispettare rigide regole.

Tutti ne parlano: la Dieta Sirt, un regime alimentare da star

La Dieta Sirt sta avendo un grandissimo successo ed è sempre più famosa e ben recensita. Molte star sembrano affidarsi all'attività delle sirtuine seguendo alla lettera le indicazioni alimentari proposte da questa dieta. Tutti ne parlano e in molti vogliono iniziare a seguire un regime alimentare che contenga al suo interno alimenti gustosi ma che allo stesso tempo apporti benefici all'organismo. Le celebrità sembrano essere affascinate dalle potenzialità della Dieta Sirt e raccontano ad alcune delle più famose testate giornalistiche di aver trovato finalmente il regime alimentare perfetto per loro. Questa dieta, tuttavia, non è l'ideale solo per i divi del cinema, ma anche per tutti quei pazienti che per anni hanno vissuto ingabbiati in rigidi regimi alimentari e mentali per cui il solo pensiero di addentare un pezzettino di cioccolato viene considerato come un'imperdonabile trasgressione o come una sconfitta.

Il fatto che le celebrità raccontino della loro esperienza con la Dieta Sirt non fa altro che rendere ancora più invitante tale regime alimentare: si sa che lo stile di vita delle star venga spesso emulato originando vere e proprie mode, in questo caso alimentari. La Dieta Sirt promette ottimi risultati e raccoglie ampi consensi, differenziandosi da tante altre diete famose che si fondano sul falso mito dell'efficacia della restrizione alimentare e della condanna del piacere di mangiare per dimagrire, che ad altro non portano se non all'insoddisfazione personale.

Conclusione

Voglio ringraziarti ancora una volta per aver scelto questo libro. Spero sia stata una lettura accattivante e perspicace.

La Dieta Sirt è un protocollo dietetico incredibilmente semplice progettato per attivare un gruppo di proteine note come Sirtuine. Questa dieta sta diventando popolare per una serie di valide ragioni. Si basa su un principio di inclusione e non di esclusione. Dal cioccolato fondente a un bicchiere di vino rosso, sono vari i supercibi che questa dieta ti incoraggia a consumare. Tutti questi ingredienti aiutano a migliorare il metabolismo interno e il processo di guarigione del corpo. Dalla perdita di peso a una migliore salute cardiovascolare e al mantenimento della perdita di peso, ci sono diversi vantaggi che puoi ottenere quando intraprendi la Dieta Sirt. Tutte le informazioni necessarie per raggiungere questi obiettivi sono state discusse in questo libro.

Tutte le ricette fornite in questo libro sono incredibilmente semplici da pianificare e facili da realizzare, per non parlare del fatto che sono anche nutrienti e gustose. Una volta seguita questa dieta, ti renderai conto che non è necessario compromettere il gusto dei tuoi pasti per il bene della tua salute. Assicurati che la tua dispensa sia rifornita di tutti gli ingredienti necessari per cucinare deliziosi pasti Sirt.

Allora, cosa stai aspettando? La chiave per una buona salute sta ora nelle tue mani. Fai il primo passo oggi implementando i semplici suggerimenti e le tecniche fornite in questo libro. Non dimenticare di sperimentare con i molti cibi e ricette ricchi di Sirtuine fornite in questo libro.

Se hai trovato utile e ti è piaciuto leggere questo libro, sarebbe fantastico se potessi lasciare una rapida recensione su Amazon. Mi piacerebbe conoscere la tua opinione e leggere il tuo feedback onesto.

Grazie e ti auguro il meglio!

www.ingramcontent.com/pod-product-compliance
Lightning Source LLC
Chambersburg PA
CBHW060517030426
42337CB00015B/1923